Haftungsausschluss

Dieses Programm ist nicht dazu gedacht, eine Krankheit zu diagnostizieren, zu behandeln, zu heilen oder zu verhindern. Ich bin kein Arzt, und alle Empfehlungen basieren auf meinen persönlichen Erfahrungen und Recherchen. Bitte konsultiere einen Gesundheitsexperten, bevor Du mit Entgiftungs- oder Ernährungsänderungen beginnst, insbesondere wenn du bereits bestehende Erkrankungen hast oder Medikamente einnimmst.

Die Basics: Wie heile ich mich auf natürliche Weise
Ein Schritt-für-Schritt-Ansatz zu vitaler Gesundheit)

Meine Story

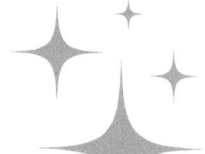

Der Weg zur Selbstheilung begann für mich auf eine eher ungewöhnliche Weise. Ich war körperlich fit und trainierte im Boxen, einem Sport, für den ich später eine Leidenschaft entwickelte. Aber trotz meiner neu entdeckten Liebe zu diesem Sport war etwas nicht in Ordnung. Mein Körper konnte nicht mithalten. Es gab einen unüberwindbaren stechenden Schmerz in meiner rechten Schulter. Die Ärzte sagten mir, ich solle mit dem Boxen aufhören, während sie versuchten, den Schmerz mit Kortison Spritzen zu lindern, aber ich war mir völlig bewusst, dass es einen besseren Weg geben musste.

Das Bedürfnis, etwas zu tun, was mich lebendig und lebhaft fühlen ließ, war etwas, auf das ich nicht verzichten wollte. Diese Schulterverletzung wurde für mich zum Augenöffner. Ich lernte, dass die Nahrung, die ich zu mir nahm, die Quelle der Entzündung in meinem Körper war und dass kein Maß an Bewegung das kompensieren konnte. Mein Leid war nicht nur meine Schulter - vom mysteriösen Gefühl, täglich müde zu sein, über wiederkehrende Migräne, häufige Sodbrennen, Haarausfall und unerklärliche Gelenkschmerzen war immer wieder ein neuer Kampf.

Ich hatte eine Abhängigkeit von schnellen Lösungen entwickelt, wie Säureblocker gegen Sodbrennen, aber sie lösten nur kurzfristig die Symptome - es war höchste Zeit, dass ich anfing, auf meinen Körper zu hören. Das was ich aß, war der Grund, warum ich mich so fühlte. Es war Zeit, auf meinen Körper zu hören.

Die Basics: Wie heile ich mich auf natürliche Weise
Ein Schritt-für-Schritt-Ansatz zu vitaler Gesundheit)

Meine Story

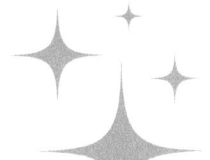

Ich tauchte ein in die Welt der alternativen Medizin und nahm Nahrungsergänzungsmitteln wie MSM, von denen ich hoffte, dass sie meine Schulterschmerzen lindern würden, aber dann stellte ich fest, dass wahre Heilung tiefer ging. Es ging nicht nur um Nahrungsergänzungsmittel – es ging um Achtsamkeit, Ernährung und darum, meinem Körper zu geben, was er braucht, um zu gedeihen. Mit der Zeit stiegen meine Energiewerte, Schmerzbarrieren schmolzen dahin, und ich wurde die gesündeste und glücklichste Version meiner selbst, besser als ich je gefühlt hatte.
Zusammen mit diesem Gefühl von Freiheit habe ich eine Leidenschaft entwickelt, anderen zu helfen, die gleiche Freiheit zu finden. So wurde viora geboren.

Was ist **viora**?
viora steht für V wie Vitalität und A wie Aura – beide repräsentieren eine neue und fröhliche Energie, die etwas Essentielles ist, das was jeder haben sollte. Wenn wir von 'fresh' reden, geht es nicht nur darum, großartig auszusehen; sondern es geht darum, lebendig und von innen heraus mit voller Leidenschaft zu fühlen und zu strahlen.

Meine Mission mit viora ist dich von einem frischen Schritt zum anderen bis zur deiner Vitalität zu begleiten....oder noch viel mehr...

Die Basics: Wie heile ich mich auf natürliche Weise
Ein Schritt-für-Schritt-Ansatz zu vitaler Gesundheit)

Inhaltsverzeichnis

Meine Story

Intro
Kapitel 1: Mythen über das Detoxen
Kapitel 2: Tipps bei Zweifel...
Kapitel 3: Das 21-Tages Detox Program
Kapitel 4: Der Morgenroutine Detox Cocktail
Kapitel 5: Der Detox Prozess
Kapitel 6: Move Your Body
Kapitel 7: Magnesium zur Unterstützung des Nervensystems
Kapitel 8: Beende deinen Tag mit Reflektion
Kapitel 9: Der Detox Tracker
Kapitel 10: Teile deine Reise mit Gleichgesinnten
Kapitel 11: Zusammenfassend...

Bonus:
Detox Tracker
Rezept Leckeres Bananenbrot

Die Basics: Wie heile ich mich auf natürliche Weise
Ein Schritt-für-Schritt-Ansatz zu vitaler Gesundheit)

Intro

Etwas zu beginnen, von dem man weiß, dass es notwendig ist, kann oft Herausforderungen mit sich bringen, vor allem wenn ausgiebige Prokrastination im Weg steht. Das vorliegende Kapitel stellt die Inhalt des vorliegenden eBooks vor - einen Schritt-für-Schritt-Ansatz zur natürlichen Heilung in 21 Tagen.

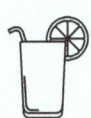

Der Detox Plan
Detoxing umfasst die Reinigung des Körpers von schädlichen Substanzen und Toxinen, die sich im Laufe der Zeit ansammeln können. Ziel ist es, den Körper zu entlasten und sein allgemeines Wohlbefinden zu steigern.

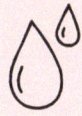

Der Detox Prozess
Durch kleine Gewohnheiten, wie zum Beispiel das Weglassen von Zucker, hilfst du deinem Körper, viel schneller zu heilen! Das Journaling in dieser Zeit sowie die Festlegung des "Warums" werden entscheidend sein, um die "Rückschläge" zu überwinden

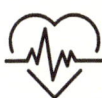

Erkenne deine Detox Symptome
Anerkennung Deine Symptome, wie zum Beispiel Müdigkeit, Stimmungsschwankungen, Blähungen und Kopfschmerzen, deuten darauf hin, dass dein Körper entgiftet. Das Umsetzen und die kontinuierliche Durchführung der betreffenden Maßnahmen, können dir helfen, diese vorübergehende Phase zu überstehen.

Detox Tracker & Journaling
Ein praktisches Werkzeug zur täglichen Verfolgung deines Fortschritts, einschließlich Mahlzeiten, Wasseraufnahme und emotionalem Wohlbefinden. Journaling-Anregungen helft dir, zu reflektieren und während deiner Entgiftungsreise motiviert zu bleiben.

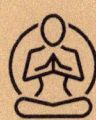

Ist Selbstreflektieren heilend?
Das Reflektieren nach innen ermöglicht es dir, dich selbst zu erkennen und dich weiterhin kennenzulernen, während du dich als Person veränderst und entwickelst. Es hilft dir, dein Selbstkonzept zu verstehen und zu stärken, während du mit der Zeit evolvierst.

Die Basics: Wie heile ich mich auf natürliche Weise
Ein Schritt-für-Schritt-Ansatz zu vitaler Gesundheit)

Kapitel 1

Bevor wir in die praktischen Schritte eintauchen, lass uns einige verbreitete Detox-Mythen ansprechen, die dich vielleicht zurückhalten könnten:

Mythos #1: Detoxen bedeutet, zu verhungern. Extreme Fastenkuren und Saftreinigungen mögen trendy erscheinen, und diese Methode kann in der Tat dein Heilungsprozess beschleunigen – aber wenn due gerade erst mit dieser Reise beginnst, wirst du bereits mit meinen vorgeschlagenen kleinen Schritten Detox-Symptome erleben. Außerdem ist es wichtig zu bedenken, dass dein Körper sich an den Detox-Prozess anpassen muss. Alles braucht Zeit und Konsistenz. Zusammenfassend: Echtes Detoxen geht um Nährstoffe, nicht um Entbehrung.

Mythos #2: Detoxing ist nur für den Körper. Detoxing ist nicht nur physisch – es ist auch mental und emotional. Stress, Negativität und ungelöste Emotionen können ebenso toxisch sein wie eine ungesunde Ernährung. Wahres Detoxing beinhaltet, deinen Geist und deine Seele genauso zu resetten wie deinen Körper.

Mythos #3: Detoxing ist eine einmalige Lösung. Detoxing geht nicht darum, einmal eine Reinigung durchzuführen und dann weiterzumachen. Es geht darum, nachhaltige Gewohnheiten aufzubauen, die die natürlichen Entgiftungsprozesse deines Körpers täglich unterstützen. Die Wahrheit? Detoxing bedeutet Empowerment und die Schaffung eines Lebensstils, der deinem Geist, Körper und deiner Seele zum Gedeihen verhilft.

Die Basics: Wie heile ich mich auf natürliche Weise
Ein Schritt-für-Schritt-Ansatz zu vitaler Gesundheit)

Kapitel 2

Falls Zweifel aufkommen sollten:
Detoxing kann während des Prozesses Herausforderungen mit sich bringen. Wenn du entzündungsfördernde Lebensmittel aus deiner Einkaufsliste entfernst, durchläuft der Körper oft einen Entzugsprozess, während er gespeicherte Toxine entfernt und sich an deine neue Ernährungsweise anpasst. Hier erfährst du, wie du damit umgehen kannst:

- **Was ist, wenn ich mich müde oder gereizt fühle?** Dies sind normale Detox-Symptome, während sich dein Körper anpasst. Schwitz´ es aus! Bleibe hydratisiert, verzichte auf Zucker und Koffein, esse nährstoffreiche Lebensmittel, mache einen Spaziergang im Freien und ruhe dich aus, wenn nötig.

- **Was ist, wenn ich einen Fehler mache?** Mach´dir keine Sorgen. Fortschritt geht um den langfristigen Erfolg. Beginne einfach mit deiner nächsten Mahlzeit oder deinem nächsten Workout erneut.

- **Wie gehe ich mit Heißhunger um?** Mach- einen mit einem Spaziergang, trinke ein Glas gefiltertes Wasser oder greife zu einem gesunden Snack wie Obst oder Nüssen. (Bonus: Mein köstliches Bananenbrot (Glutenfrei) könnte das Problem eventuell lösen😇)

Die Basics: Wie heile ich mich auf natürliche Weise
Ein Schritt-für-Schritt-Ansatz zu vitaler Gesundheit)

Kapitel 2

Was ist, wenn ich nicht sofort Ergebnisse sehe?
- Sei geduldig. Echte Veränderungen brauchen Zeit. Konzentriere dich darauf, wie du dich im Hier und Jetzt fühlst – verbesserte Energie, klarere Haut, besseren Schlaf – und vertraue dem Prozess.

Begleitendes 21-Tage-Journal
Wenn du Schwierigkeiten hast, auf Kurs zu bleiben, ist mein **Mein 21-Tage-Detox Journal** hier, um dich zu unterstützen. Es enthält Journaling-Übungen, geführte Reflexionen und kraftvolle Affirmationen, die dir helfen, mentale Blockaden zu überwinden, indem du tief in deine Emotionen und Gefühle eintauchst.

Die Basics: Wie heile ich mich auf natürliche Weise
Ein Schritt-für-Schritt-Ansatz zu vitaler Gesundheit)

Kapitel 3

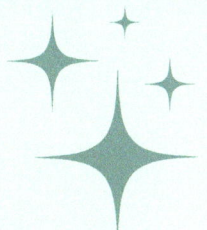

Das 21-Tage-Detox-Programm

Das 21-Tage-Detox-Programm wurde entwickelt, um deinen Körper sanft zu reinigen, Entzündungen zu reduzieren und dir ein lebendiges und energiegeladenes Gefühl zu verleihen. In den nächsten drei Wochen wirst du dich darauf konzentrieren, deinen Körper mit nahrhaften Lebensmitteln, angemessener Hydratation und regenerativen Praktiken zu versorgen, während du verarbeitete Zuckersorten, Brot und schädliche Zusatzstoffe aus deinem Leben entfernst - zumindest in diesen 21 Tagen

Woche 1: Vorbereitung
Konzentriere dich darauf, häufige Auslöser wie Zucker, Koffein und Alkohol zu eliminieren. Beginne damit, vollwertige, natürliche Lebensmittel in deine Ernährung aufzunehmen und trinke viel gefiltertes Wasser oder Kräutertees.

Woche 2: Vertiefung der Entgiftung
Füge nahrhafte Lebensmittel hinzu, wie Blattgemüse und Kreuzblütlergemüse. Beginne mit der Einnahme von entgiftungsunterstützenden und entzündungshemmenden Nahrungsergänzungsmitteln wie Flohsamenschalen, die eine natürliche Umgebung mit guten Mikroorganismen in deinem Darm fördern.

Die Basics: Wie heile ich mich auf natürliche Weise
Ein Schritt-für-Schritt-Ansatz zu vitaler Gesundheit)

Kapitel 3

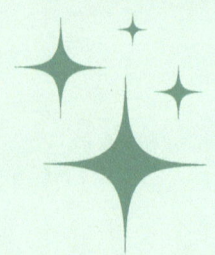

Woche 3: Aufrechterhalten deines Freshen Ich´s

Entwickle langfristige Gewohnheiten wie Meal Prepping, achtsames Essen und regelmäßige Bewegung. Wechsle zu einem nachhaltigen Lebensstil, während du dich allmählich immer frischer fühlst. Sobald du dir bewusst bist, wirst du nicht mehr zurück wollen!

Weisheit des Tages

„Die Höhle, die du fürchtest zu betreten, birgt den Schatz, den du suchst" von Joseph Campbell

Key Elemente zu deiner Entgiftungsroutine

- Dankbarkeit einbeziehen: Beginne jeden Tag mit einem Moment der Dankbarkeit, um deinen Geist mit Positivität auszurichten
- Verfolge deine Entzündungsauslöser: Verwende deinen Tracker, um spezifische Lebensmittel oder Gewohnheiten zu identifizieren, die möglicherweise Unbehagen oder Entzündungen auslösen.

Die Basics: Wie heile ich mich auf natürliche Weise
Ein Schritt-für-Schritt-Ansatz zu vitaler Gesundheit)

Kapitel 4

`Der Morgen-Routine Detox-Cocktail

Beginne deinen Tag mit diesem einfachen, erfrischenden Detox-Cocktail, um deinen Körper zurückzusetzen und deinen Morgen zu energetisieren.

- 1 Esslöffel keltisches Meersalz: Füllt Elektrolyte auf und unterstützt die Flüssigkeitszufuhr
- 1 Teelöffel Kurkumapulver: Bekämpft Entzündungen und fördert die Darmgesundheit.
- ½ Teelöffel Zimtpulver: Reguliert den Blutzuckerspiegel und unterstützt die Verdauung.
- ½ Teelöffel Cayennepfeffer: Steigert den Stoffwechsel und die Durchblutung.
- Saft von einer halben Zitrone oder Limette: Alkalisiert den Körper und unterstützt die Leberentgiftung.
- 1 Teelöffel Apfelessig: Unterstützt die Darmgesundheit und die Verdauung.
- Lauwarmes Wasser: Hilft, alles abzusorbieren und spült Toxine aus.

Anleitung:
Mische alle Zutaten in einem Glas, gut rühren und auf nüchternen Magen trinken.

Die Basics: Wie heile ich mich auf natürliche Weise
Ein Schritt-für-Schritt-Ansatz zu vitaler Gesundheit)

Kapitel 4

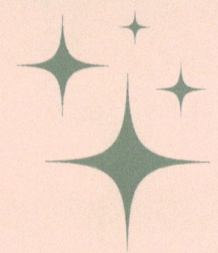

Der Morgenroutine Detox-Cocktail

Optionale Variationen:

- Für die Verdauung: Füge geriebenen Ingwer hinzu.
- Für das Immunsystem: Füge rohen Honig und eine Prise schwarzen Pfeffer hinzu, um Kurkuma zu aktivieren.

- **Für Detox-Neulinge:** Verdünne die Mischung mit mehr Wasser oder nippe langsam, um dich an den Geschmack zu gewöhnen - zusätzlich kannst du Flohsamenschalen für die Verdauung und die Appetithemmung hinzufügen (1 Teelöffel in einem Glas Wasser – schnell trinken 😉).

Kapitel 4

Der Entgiftungsprozess

Schritt 1: Ändere Einstellung
Beginne mit deinem "Warum". Reflektiere, warum du entgiften möchtest - ob es um mehr Energie, weniger Schmerzen oder mehr Klarheit geht. Schreibe es auf und platziere es dort wo du es immer vor Augen hast.

Schritt 2: Zungenschaben
Verwende jeden Morgen einen Kupfer-Zungenschaber, um Toxine und Bakterien von deiner Zunge zu entfernen. Diese ayurvedische Praxis unterstützt die Verdauung und erfrischt deinen Atem.

Schritt 3: Hydratisieren und Nähren
- Bleibe den ganzen Tag über mit gefiltertem Wasser hydratisiert. Füge für Abwechslung Gurkenscheiben oder Minze hinzu.
- Vermeide Zucker und Brot so gut wie möglich. Diese tragen zu Entzündungen, Energiemängeln und Blähungen bei.
- Konzentriere dich auf frisches, biologisches Gemüse, mageres Eiweiß und gesunde Fette.
- Vermeideverarbeitete Lebensmittel, Alkohol und künstliche Zusatzstoffe.
- Versuche, deine Hauptpunkte vor der Dusche trocken zu bürsten, um dein Lymphsystem zu stimulieren.
- Wechselbäder für die starken Gemüter!

Die Basics: Wie heile ich mich auf natürliche Weise
Ein Schritt-für-Schritt-Ansatz zu vitaler Gesundheit)

Kapitel 5:

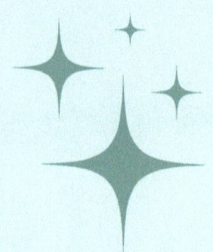

Die Rolle Ihrer Leber und Nieren bei der Entgiftung

Die Entgiftungssysteme des Körpers – hauptsächlich die Leber und die Nieren – arbeiten unermüdlich daran, Toxine zu eliminieren. Die Leber fungiert als Filtersystem, das Toxine abbaut und sie in Substanzen umwandelt, die der Körper sicher ausscheiden kann. In der Zwischenzeit filtern die Nieren Abfallstoffe aus deinem Blut und regulieren das Gleichgewicht von Flüssigkeiten und Elektrolyten.

Das Ziel jeder Entgiftung besteht nicht darin, diese natürlichen Prozesse zu ersetzen, sondern sie durch nahrhafte Lebensmittel, Hydratation und gesunde Lebensgewohnheiten zu unterstützen. Indem du deinem Körper die richtigen Werkzeuge zur Verfügung stellst, kannst du diese Systeme für eine bessere Gesundheit unterstützen.

Die Basics: Wie heile ich mich auf natürliche Weise
Ein Schritt-für-Schritt-Ansatz zu vitaler Gesundheit)

Kapitel 5

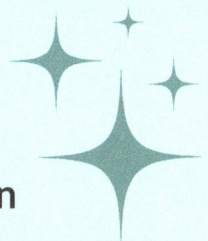

Verständnis von Entgiftungssymptomen

Es ist normal, Symptome wie leichte Kopfschmerzen, Müdigkeit oder Übelkeit zu erleben. Diese sind oft vorübergehend, während sich dein Körper an die Entgiftung anpasst.

Tipps zur Linderung dieser Symptome:

- Kräutertees wie Löwenzahn und Mariendistel oder mein absoluter Favorit aus den südamerikanischen Tropen: **Lapacho-Tee** vom Baum des Lebens (eine Kombination aus Mineralien und Spurenelementen wie Molybdän, Zink, Silizium, Silber, Gold und Kupfer - hochgradig entzündungshemmend und unglaublich lecker!).

- Mehr Ballaststoffe essen, um die Verdauung zu unterstützen.

- Entspannende Epsom-Salz- oder Magnesiumbäder, um den Körper zu beruhigen. Du kannst Essig und/oder Natron (Natriumbikarbonat) zu deinem Bad hinzufügen, um deine Entgiftung zu unterstützen.

Die Basics: Wie heile ich mich auf natürliche Weise
Ein Schritt-für-Schritt-Ansatz zu vitaler Gesundheit)

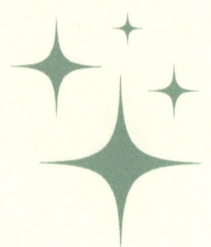

Bewege deinen Körper

Sanfte Bewegung unterstützt die Entgiftung, indem sie die Durchblutung und den Lymphabfluss verbessert. Versuche, kleine Veränderungen in deinen Alltag zu integrieren:

- Ein zügiger 20-minütiger Spaziergang.
- Die Treppe statt den Aufzug nehmen.
- Sanfte Yoga- oder Dehnübungen.
- Mit dem Fahrrad kurze Strecken fahren.
- Tanzt, als ob euch niemand zuschaut!

Bewegung und Lymphdrainage

Bewegung regt das lymphatische System an und hilft, Giftstoffe auszuspülen. Sanfte Praktiken wie Yoga oder zügiges Gehen sind hervorragend für Anfänger, während fortgeschrittene Nutzer von hochintensiven Workouts profitieren könnten.

Die Basics: Wie heile ich mich auf natürliche Weise
Ein Schritt-für-Schritt-Ansatz zu vitaler Gesundheit)

Kapitel 7

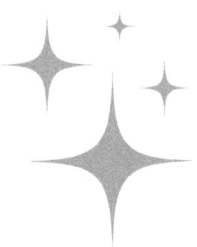

Magnesium zur Unterstützung des Nervensystems

Zahlreiche klinische Studien der letzten 30 Jahre haben immer wieder gezeigt, dass ein Großteil der Bevölkerung an Magnesiummangel leidet.

- Magnesiumflocken (Zechstein): Verwende sie für ein entspannendes Bad am Abend, um die Muskeln zu entspannen und den Stresslevel zu senken.

- Magnesiumöl: Tragees unterwegs bei dir, um gezielt Bereiche mit Spannungen oder Beschwerden zu behandeln.

- **Tipp:** Trage jeden Morgen etwas Magnesiumöl auf deine Stirn, Schläfen und den Nacken auf.

- Magnesiumcitrat: Bei Bedarf oral einnehmen, um die Verdauung und den allgemeinen Magnesiumspiegel zu unterstützen.

Kapitel 8

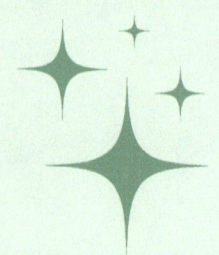

Beende den Tag mit Reflektion

Vor dem Schlafengehen nimm dir ein paar Minuten Zeit, um in deinem Detox-Tracker (in diesem Leitfaden bereitgestellt) zu schreiben.

Reflektiere über:
- Wie hast du dich heute gefühlt?
- Welche Symptome hast du erlebt?
- Gibt es positive Veränderungen im Geist, Körper und Seele?

Diese Reflektion baut Bewusstsein auf und hilft, deinen Fortschritt über 21 Tage zu verfolgen.

Tagebuchführung:
- "Was ist eine Sache, die ich heute getan habe, auf die ich stolz bin?"
- "Was war die größte Herausforderung, der ich gegenüberstand, und wie habe ich sie überwunden?"

Kapitel 9

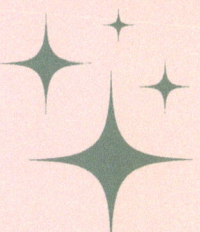

`Der Detox Tracker

dein Detox-Tracker hilft dir, konstant und motiviert zu bleiben. Er enthält:

- Tag und Datum: Zeichne jeden Tag dein Detox auf
- Morgenstimmung: Wie hast du dich beim Aufwachen gefühlt?
- Energielevel (1-10): Verfolge deine Energie im Laufe des Tages
- Symptome: Notiere alle Symptome wie Kopfschmerzen, Müdigkeit oder Heißhunger
- Tägliche Erfolge: Feier´ kleine Siege – wie das Trinken deines Detox-Cocktails oder die Zubereitung einer gesunden Mahlzeit
- Abendliche Reflektion: Schreibe, wie du dich am Ende des Tages fühlst.

Detox-freundliche schnelle Rezepte

- Detox-Suppe: Eine Mischung aus Grünzeug, Knoblauch und Kräutern.
- Grüner Smoothie: Spinat, Avocado, gefrorene Beeren und Chiasamen.
- Limetten-Tahini-Salat: Gemischte Blattsalate, Gurken und Limetten-Tahini-Dressing.
- Magnesiumreicher Snack: Geröstete Kürbiskerne mit einer Prise Meersalz.

Die Basics: Wie heile ich mich auf natürliche Weise
Ein Schritt-für-Schritt-Ansatz zu vitaler Gesundheit)

Kapitel 10

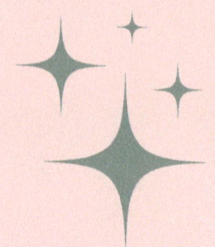

Teile Deine Reise mit Gleichgesinnten

Die Entgiftung ist transformierend, und das Teilen deiner Reise inspiriert andere. Folge mir in sozialen Medien und tagge **#vioraDetox**, um mit unserer Community in Verbindung zu treten.

Zu Beginn, schreibe auf, wie du dich körperlich und emotional fühlst. Nach 21 Tagen, vergleiche deine Notizen und teile deinen Fortschritt. Lass andere sehen, wie weit du gekommen bist und feiere Deinen Fortschritt mit gleichgesinnten Seelen!

Die Basics: Wie heile ich mich auf natürliche Weise
Ein Schritt-für-Schritt-Ansatz zu vitaler Gesundheit)

Kapitel 11:

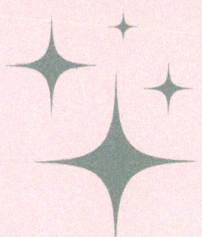

Zusammenfassend ...

Detoxing geht nicht um Perfektion – es geht um Fortschritt. Jeder kleine, konsequente Schritt bringt dich näher zu Vitalität und der frischen Energie, die du verdienst. Deine Reise ist einzigartig, und du bist nicht allein. Gemeinsam können wir diesen Weg zu besserer Gesundheit und einem fröhlicherem Leben beschreiten. Lass es uns tun, ein fresher Schritt nach dem anderen!

Fortschritte feiern:

- Einen 21-tägigen Detox abzuschließen, ist eine starke Leistung. Mit diesen Schritten hast du eine transformative Reise zu lebendiger Gesundheit begonnen. Ich gratuliere zu deinem pesönlichem Erfolg!

Die Basics: Wie heile ich mich auf natürliche Weise
Ein Schritt-für-Schritt-Ansatz zu vitaler Gesundheit)

Kapitel 11

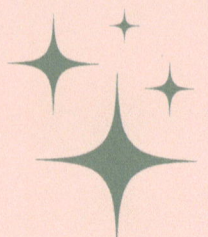

Was kommt als Nächstes?

Ergänze deine Heilreise mit dem ergänzenden Leitfaden:

"Die Frische umarmen: ein ganzheitlicher Leitfaden zu lebensverändernden Superfoods und Nahrungsergänzungsmitteln"

oder melde dich für unseren bevorstehenden Kurs zur Umprogrammierung des Mindsets an, um diese positiven Veränderungen zu festigen.

Bleibe inspiriert

- "Umarme deine Frische" ist mehr als ein Slogan—es ist eine Lebensweise. Erscheine jeden Tag für dich selbst. Du bist es soooooo was von wert!

Die Basics: Wie heile ich mich auf natürliche Weise
Ein Schritt-für-Schritt-Ansatz zu vitaler Gesundheit)

Bonus
Leckeres Bananenbrot Rezept (glutenfrei)
Detox Ttacker

Mein einfaches und leckeres Rezept für Bananenbrot, um die Gelüste zu stillen.
Zutaten

- 2-3 kleine bis mittelgroße Bananen
- 1 kleiner bis mittelgroßer Apfel
- 2 Eier
- 40 g / ⅓ Tasse Haselnüsse (fein gemahlen)
- 40 g / ⅓ Tasse Mandeln (fein gemahlen)
- 30 g / ¼ Tasse Reis Mehl
- 30 g / ¼ Tasse Zartbitterschokoladenstückchen
- 2 Esslöffel roher Honig
- 2 Esslöffel Chiasamen
- 2 Esslöffel Zimt
- 2-3 Esslöffel Vanille
- 1 Teelöffel Celtic Meersalz

Kalorien (pro 100 gr.): ~200 kcal pro Scheibe

Vitamine und Mineralien
- Vitamine: Hohe Mengen an Vitamin E, Vitamin B6, Vitamin C und Antioxidantien.
- Mineralien: Gute Mengen an Magnesium, Calcium, Kalium, Eisen und Mangan.

Schritte
1. Ofen auf 175°C (350°F) vorheizen.
2. Bananen und Apfel zusammen zerdrücken (Sie können auch eine Reibe verwenden).
3. Eier, Honig und Vanilleextrakt hinzufügen.
4. Solange mischen, bis die Mischung glatt ist.
5. Trockene Zutaten (Haselnüsse, Mandel- und Reisflocken, Chiasamen, Zimt und Salz) in einer separaten Schüssel vermengen.
6. Die trockene Mischung vorsichtig in die feuchten Zutaten einarbeiten.
7. Schokolade unterrühren.

Die Basics: Wie heile ich mich auf natürliche Weise
Ein Schritt-für-Schritt-Ansatz zu vitaler Gesundheit)

Dein Detox Tracker

Tag 1   Datum: ....

Kategorie	Details	J/N	Notiz/Beobachtungen
Morgenroutine			
Mahlzeiten			
Körperliche Aktivitäten			
Nahrungsergänzungsmittel			
Symptoms observed			
Mindset Training			
Emotions Check-In			
Flüssigkeitszunahme			

Reflexionsfragen für jeden Tag
Tag 1-7: Grundlagen schaffen

Tag 1 Reflektion:
Wie fühlt sich dein Körper an, während du mit dieser Entgiftung beginnst? Welche emotionalen Auslöser hast du heute bemerkt?

....

....

....

Dein Detox Tracker

Tag 2   Datum: ....

Kategorie	Details	J/N	Notiz/Beobachtungen
Morgen-routine			
Mahlzeiten			
Körperliche Aktivitäten			
Nahrungs-ergänzungsmittel			
Symptoms observed			
Mindset Training			
Emotions Check-In			
Flüssigkeits-zunahme			

Reflexionsfragen für jeden Tag
Tag 1-7: Grundlagen schaffen

Tag 2 Reflektion:
Hast du irgendwelche Anzeichen von Entgiftung bemerkt (z.B. leichte Kopfschmerzen, Müdigkeit)? Wie kannst du diese Symptome positiv managen?

....
....
....

Dein Detox Tracker

Tag 3   Datum: ....

Kategorie	Details	J/N	Notiz/Beobachtungen
Morgenroutine			
Mahlzeiten			
Körperliche Aktivitäten			
Nahrungsergänzungsmittel			
Symptoms observed			
Mindset Training			
Emotions Check-In			
Flüssigkeitszunahme			

Reflexionsfragen für jeden Tag
Tag 1-7: Grundlagen schaffen

Tag 3 Reflektion:
Hast du Verlangen oder emotionale Hochs und Tiefs bemerkt? Wie bist du damit umgegangen?

....

....

....

Dein Detox Tracker

Tag 4   Datum: ....

Kategorie	Details	J/N	Notiz/Beobachtungen
Morgen-routine			
Mahlzeiten			
Körperliche Aktivitäten			
Nahrungs-ergänzungsmittel			
Symptoms observed			
Mindset Training			
Emotions Check-In			
Flüssigkeits-zunahme			

Reflexionsfragen für jeden Tag
Tag 1-7: Grundlagen schaffen

Tag 4 Reflektion:
Wie kommst du mit den Veränderungen in deinem Tagesablauf zurecht? Gibt es etwas, das du für morgen verbessern möchtest?

....
....
....

Dein Detox Tracker

Tag 5   Datum: _____

Kategorie	Details	J/N	Notiz/Beobachtungen
Morgenroutine			
Mahlzeiten			
Körperliche Aktivitäten			
Nahrungsergänzungsmittel			
Symptoms observed			
Mindset Training			
Emotions Check-In			
Flüssigkeitszunahme			

Reflexionsfragen für jeden Tag
Tag 1-7: Grundlagen schaffen

Tag 5 Reflektion:
Welche positiven Veränderungen hast du körperlich oder emotional seit Beginn der Entgiftung bemerkt? Wie motiviert dich das?

_____

_____

_____

Dein Detox Tracker

Tag 6   Datum: ....

Kategorie	Details	J/N	Notiz/Beobachtungen
Morgenroutine			
Mahlzeiten			
Körperliche Aktivitäten			
Nahrungsergänzungsmittel			
Symptoms observed			
Mindset Training			
Emotions Check-In			
Flüssigkeitszunahme			

Reflexionsfragen für jeden Tag
Tag 1-7: Grundlagen schaffen

Tag 6 Reflektion:
Fühlst du irgendeinen Widerstand oder Kampf? Was kannst du tun, um positiv zu bleiben und weiterzumachen?

....

....

....

Dein Detox Tracker

Tag 7   Datum: ....

Kategorie	Details	J/N	Notiz/Beobachtungen
Morgen-routine			
Mahlzeiten			
Körperliche Aktivitäten			
Nahrungs-ergänzungsmittel			
Symptoms observed			
Mindset Training			
Emotions Check-In			
Flüssigkeits-zunahme			

Reflexionsfragen für jeden Tag
Tag 1-7: Grundlagen schaffen

Tag 7 Reflektion:
Was war das Highlight deiner ersten Woche? Wie kannst du diesen Erfolg weiter ausbauen?

....

....

....

Dein Detox Tracker

Tag 8   Datum: ....

Kategorie	Details	J/N	Notiz/Beobachtungen
Morgen-routine			
Mahlzeiten			
Körperliche Aktivitäten			
Nahrungs-ergänzungsmittel			
Symptoms observed			
Mindset Training			
Emotions Check-In			
Flüssigkeits-zunahme			

Reflektionsfragen für jeden Tag
Tag 8-14: Die Entgiftung vertiefen

Tag 8 Reflektion:
Wie fühlst du dich auf emotionaler Ebene?
Welche Gewohnheiten sind für dein Wohlbefinden am vorteilhaftesten?

....

....

....

Dein Detox Tracker

Tag 9   Datum: ....

Kategorie	Details	J/N	Notiz/Beobachtungen
Morgenroutine			
Mahlzeiten			
Körperliche Aktivitäten			
Nahrungsergänzungsmittel			
Symptoms observed			
Mindset Training			
Emotions Check-In			
Flüssigkeitszunahme			

Reflektionsfragen für jeden Tag
Tag 8-14: Die Entgiftung vertiefen

Tag 9 Reflektion:
Gibt es während der Entgiftung wiederkehrende emotionale Muster? Was kannst du tun, um sie anzugehen?

....

....

....

Dein Detox Tracker

Tag 10   Datum: _____

Kategorie	Details	J/N	Notiz/Beobachtungen
Morgenroutine			
Mahlzeiten			
Körperliche Aktivitäten			
Nahrungsergänzungsmittel			
Symptoms observed			
Mindset Training			
Emotions Check-In			
Flüssigkeitszunahme			

Reflektionsfragen für jeden Tag
Tag 8-14: Die Entgiftung vertiefen

Tag 10 Reflektion:
Wie fühlt sich dein Körper jetzt im Vergleich zu den ersten Tagen an?
Gab es körperliche Veränderungen, die du bemerkt hast?

_____
_____
_____

Dein Detox Tracker

Tag 11   Datum: _____

Kategorie	Details	J/N	Notiz/Beobachtungen
Morgenroutine			
Mahlzeiten			
Körperliche Aktivitäten			
Nahrungsergänzungsmittel			
Symptoms observed			
Mindset Training			
Emotions Check-In			
Flüssigkeitszunahme			

Reflektionsfragen für jeden Tag
Tag 8-14: Die Entgiftung vertiefen

Tag 11 Reflektion:
Reflektiere über deine Selbstfürsorgepraktiken. Wie unterstützen sie deinen Entgiftungsprozess?

_____

_____

_____

Dein Detox Tracker

Tag 12   Datum: ....

Kategorie	Details	J/N	Notiz/Beobachtungen
Morgenroutine			
Mahlzeiten			
Körperliche Aktivitäten			
Nahrungsergänzungsmittel			
Symptoms observed			
Mindset Training			
Emotions Check-In			
Flüssigkeitszunahme			

Reflektionsfragen für jeden Tag
Tag 8-14: Die Entgiftung vertiefen

Tag 12 Reflektion:
Erlebst du Unbehagen oder Symptome der Entgiftung?
Wie gehst du damit um?

....

....

....

Dein Detox Tracker

Tag 13   Datum: _____

Kategorie	Details	J/N	Notiz/Beobachtungen
Morgenroutine			
Mahlzeiten			
Körperliche Aktivitäten			
Nahrungsergänzungsmittel			
Symptoms observed			
Mindset Training			
Emotions Check-In			
Flüssigkeitszunahme			

Reflektionsfragen für jeden Tag
Tag 8-14: Die Entgiftung vertiefen

Tag 13 Reflektion:
Was hast du während des Entgiftungsprozesses bisher über dich selbst gelernt? Wie kannst du dieses Bewusstsein in Zukunft aufrechterhalten?

_____

_____

_____

Dein Detox Tracker

Tag 14   Datum: ....

Kategorie	Details	J/N	Notiz/Beobachtungen
Morgen-routine			
Mahlzeiten			
Körperliche Aktivitäten			
Nahrungs-ergänzungsmittel			
Symptoms observed			
Mindset Training			
Emotions Check-In			
Flüssigkeits-zunahme			

Reflektionsfragen für jeden Tag
Tag 8-14: Die Entgiftung vertiefen

Tag 14 Reflektion:
Was ist eine neue positive Gewohnheit, die du angenommen hast und die zu deiner Entgiftung beigetragen hat? Wie kannst du diese Gewohnheit nach dem Programm fortsetzen?

....

....

....

Dein Detox Tracker

Tag 15   Datum: ....

Kategorie	Details	J/N	Notiz/Beobachtungen
Morgen-routine			
Mahlzeiten			
Körperliche Aktivitäten			
Nahrungs-ergänzungsmittel			
Symptoms observed			
Mindset Training			
Emotions Check-In			
Flüssigkeits-zunahme			

Reflektionsfragen für jeden Tag
Tag 15 - 21: Reflektieren und Vollendung

Tag 15 Reflektion:
Wie fühlst du dich heute mental und emotional?
Was musst du ansprechen, bevor du deine Detox-Reise abschließt?

....

....

....

Dein Detox Tracker

Tag 16   Datum: _____

Kategorie	Details	J/N	Notiz/Beobachtungen
Morgen-routine			
Mahlzeiten			
Körperliche Aktivitäten			
Nahrungs-ergänzungsmittel			
Symptoms observed			
Mindset Training			
Emotions Check-In			
Flüssigkeits-zunahme			

Reflektionsfragen für jeden Tag
Tag 15 - 21: Reflektieren und Vollendung

Tag 16 Reflektion:
Haben sich deine Energieniveaus während des Detox verändert?
Wie erhältst du eine positive Denkweise?

_____

_____

_____

Dein Detox Tracker

Tag 17   Datum: ....

Kategorie	Details	J/N	Notiz/Beobachtungen
Morgenroutine			
Mahlzeiten			
Körperliche Aktivitäten			
Nahrungsergänzungsmittel			
Symptoms observed			
Mindset Training			
Emotions Check-In			
Flüssigkeitszunahme			

Reflektionsfragen für jeden Tag
Tag 15 - 21: Reflektieren und Vollendung

Tag 17 Reflektion:
Was bedeutet „Selbstliebe" für dich nach zwei Wochen Detox?
Wie priorisierst du dich selbst?

....

....

....

Dein Detox Tracker

Tag 18   Datum: _____

Kategorie	Details	J/N	Notiz/Beobachtungen
Morgen-routine			
Mahlzeiten			
Körperliche Aktivitäten			
Nahrungs-ergänzungsmittel			
Symptoms observed			
Mindset Training			
Emotions Check-In			
Flüssigkeits-zunahme			

Reflektionsfragen für jeden Tag
Tag 15 - 21: Reflektieren und Vollendung

Tag 18 Reflektion:
Welche Verbesserungen siehst du in deinem Körper und Geist?
Wie beeinflussen diese Veränderungen dein Selbstvertrauen und Selbstbild?

_____
_____
_____

Dein Detox Tracker

Tag 19   Datum: ....

Kategorie	Details	J/N	Notiz/Beobachtungen
Morgen-routine			
Mahlzeiten			
Körperliche Aktivitäten			
Nahrungs-ergänzungsmittel			
Symptoms observed			
Mindset Training			
Emotions Check-In			
Flüssigkeits-zunahme			

Reflektionsfragen für jeden Tag
Tag 15 - 21: Reflektieren und Vollendung

Tag 19 Reflektion:
Reflektiere über deine emotionale Reise.
Was war deine größte emotionale Herausforderung und wie hast du sie überwunden?

....
....
....

Dein Detox Tracker

Tag 20   Datum: _____

Kategorie	Details	J/N	Notiz/Beobachtungen
Morgenroutine			
Mahlzeiten			
Körperliche Aktivitäten			
Nahrungsergänzungsmittel			
Symptoms observed			
Mindset Training			
Emotions Check-In			
Flüssigkeitszunahme			

Reflektionsfragen für jeden Tag
Tag 15 - 21: Reflektieren und Vollendung

Tag 20 Reflektion:
Wie fühlst du dich bezüglich des Abschlusses dieses Detox-Programms? Welche Änderungen möchtest du über die 21 Tage hinaus beibehalten?

....

....

....

Dein Detox Tracker

Tag 21   Datum: ....

Kategorie	Details	J/N	Notiz/Beobachtungen
Morgenroutine			
Mahlzeiten			
Körperliche Aktivitäten			
Nahrungsergänzungsmittel			
Symptoms observed			
Mindset Training			
Emotions Check-In			
Flüssigkeitszunahme			

Reflektionsfragen für jeden Tag
Tag 15 - 21: Reflektieren und Vollendung

Tag 21 Reflektion:
Herzlichen Glückwunsch! Wie fühlst du dich jetzt im Vergleich zu Beginn? Was ist der nächste Schritt auf deinem Gesundheitsweg?

....

....

....

Abschlussreflektion (Nach Abschluss der 21 Tage):
Nachdem du die 21 Tage abgeschlossen hast: Notiere alle wichtigen Erkenntnisse oder Durchbrüche, die du während dieses Detox gemacht hast. Wie planst du, deinen Weg zu Gesundheit und Wohlbefinden fortzusetzen?

Anweisungen:
- Morgenroutine: Beginne deinen Tag mit deinem Detox-Getränk.
- Wasseraufnahme: Verfolge deine Wasseraufnahme, um hydratisiert zu bleiben.
- Mahlzeiten: Achte darauf, dass deine Mahlzeiten den Prinzipien der entzündungshemmenden Ernährung entsprechen (Konzentriere dich auf ganze, pflanzliche Lebensmittel).
- Körperliche Aktivität: Ziele auf leichte, sanfte Übungen ab, um deinen Entgiftungsprozess zu unterstützen.
- Ergänzungen: Sei konsequent mit den Ergänzungen, die du für dein Detox-Programm gewählt hast.
- Mindset-Praxis: Integriere Achtsamkeits- oder Dankbarkeitspraxis, um dein mentales Wohlbefinden zu unterstützen.
- Beobachtete Symptome: Überwache und verfolge etwaige Detox-Symptome und notiere Verbesserungen.
- Emotionale Überprüfung: Bewerte deinen emotionalen Zustand und reflektiere über emotionale Veränderungen oder Herausforderungen.

CHAPTER 11:

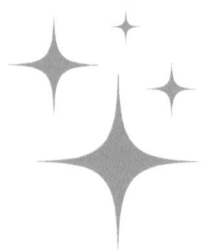

viora wird vertreten von:

Ilknur Bass
Kasinostraße 11
65929 Frankfurt

E-Mail: viora.fresh.vibes@gmail.com

Die Basics: Wie heile ich mich auf natürliche Weise
Ein Schritt-für-Schritt-Ansatz zu vitaler Gesundheit)

www.ingramcontent.com/pod-product-compliance
Lightning Source LLC
Chambersburg PA
CBHW040331220526
45473CB00009B/2646